DES

PHLEGMONS ET ABCÈS

DES FOSSES ILIAQUES

(SUITES DE COUCHES)

PAR

Daniel THIRAULT,

Docteur en médecine de la Faculté de Paris,
Ancien externe des hôpitaux de Paris.

PARIS
A. PARENT, IMPRIMEUR DE LA FACULTÉ DE MÉDECINE
RUE MONSIEUR-LE-PRINCE, 29 ET 31

1874

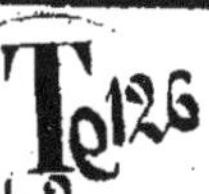

DES

PHLEGMONS ET ABCÈS

DES FOSSES ILIAQUES

(SUITES DE COUCHES)

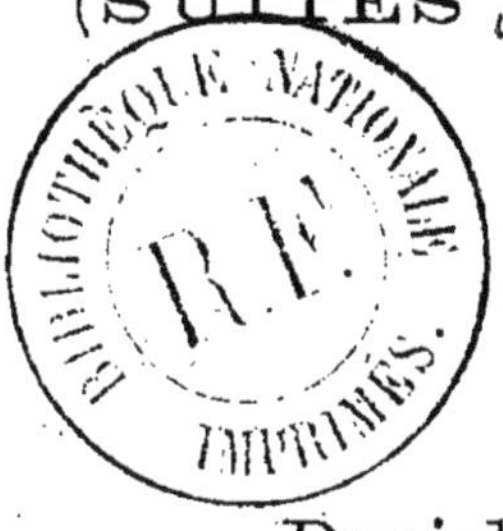

PAR

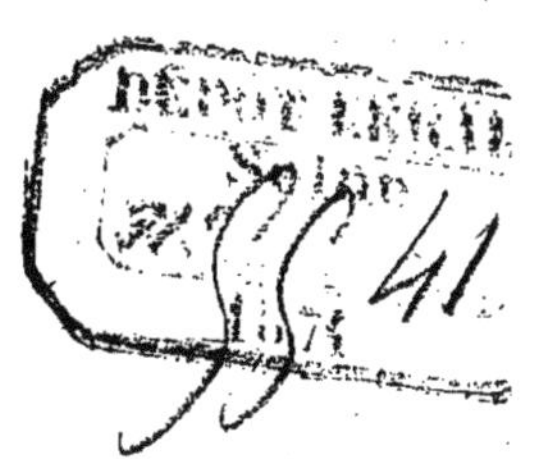

Daniel THIRAULT,

Docteur en médecine de la Faculté de Paris,
Ancien externe des hôpitaux de Paris.

PARIS
A. PARENT, IMPRIMEUR DE LA FACULTÉ DE MÉDECINE
RUE MONSIEUR-LE-PRINCE, 29 ET 31

1874

A LA MÉMOIRE

DE MA MÈRE

A LA MÉMOIRE

DE MON PÈRE

Docteur en médecine.

A MA SŒUR

A MON COUSIN M. HENRI FOURNIER

Député du Cher.

Témoignage d'affection sincère
et de reconnaissance.

A MES PARENTS

A MES AMIS

Thirault.

A MON EXCELLENT MAITRE

M. DOLBEAU

Professeur de pathologie chirurgicale à la Faculté de médecine
de Paris,
Chirurgien de l'hôpital Beaujon,
Membre de l'Académie de médecine,
Chevalier de la Légion d'honneur.

Faible marque de ma reconnaissance pour la bienveillance qu'il m'a toujours témoignée dans le cours de mes études médicales.

A MES MAITRES DANS LES HÔPITAUX :

MM. AXENFELD, HILLAIRET ET HAYEM.

DES

PHLEGMONS ET ABCÈS

DES FOSSES ILIAQUES

(SUITES DE COUCHES)

PRÉLIMINAIRES.

Tous les auteurs sont d'accord pour reconnaître que les suites de couches sont une des causes les plus fréquentes des abcès des fosses iliaques. C'est ainsi que, sur 27 cas observés par Grisolles, il y en a 17 qui résultent de l'état puerpéral. Jusqu'à présent on a toujours décrit ensemble toutes les tumeurs phlegmoneuses des fosses iliaques, quelle qu'ait été leur étiologie :

« Je confondrai dans une même description, dit Grisolle, dans sa monographie publiée en 1839, les abcès succédant aux couches, et ceux survenant en dehors de l'état puerpéral; car les symptômes leur sont communs, et ils sont susceptibles des mêmes terminaisons. La seule différence qui parfois les distingue, c'est que, dans quelques cas fort rares, les collections purulentes qui succèdent aux couches, semblent occuper primitivement l'un des ligaments larges de l'utérus, dont le tissu cellulaire n'est réellement qu'une dépendance de celui qui remplit les fosses iliaques. »

Oui, les symptômes et les terminaisons sont à peu près les mêmes; et nous ajouterons que leur description, faite en 1839 par cet éminent professeur, n'a pas besoin d'être changée. Mais, où la différence est très-grande, c'est dans le mode de formation de ces abcès, qui, suivant nous, constitue une pathogénie spéciale. Ce qui frappe surtout dans les travaux précédents, c'est l'absence d'une étiologie sérieuse et raisonnée, c'est-à-dire basée sur les faits que nous présentent l'anatomie normale et l'anatomie pathologique.

En choisissant pour sujet de thèse, *Des abcès dans les fosses iliaques, suites de couches*, je me suis surtout proposé de bien établir le point étiologique; et, pour cela, je m'appuierai sur les travaux antécédents de M. le professeur Béhier (Phlébite utérine, clinique de la Pitié), et de M. Lucas Championnière (De la lymphangite utérine, thèse de 1870). Je m'étendrai aussi sur la marche et les modes de terminaison de ces abcès, et sur les désordres qu'ils peuvent produire.

HISTORIQUE.

Nous allons donner un aperçu rapide des travaux des auteurs qui se sont occupés du sujet que nous traitons aujourd'hui. Il faut remonter vers le milieu du siècle précédent pour trouver quelque chose de précis. Ledran, Levret, Bourienne, Puzos, Deleurye, sont les premiers qui décrivent la symptomatologie, la marche et le traitement de ces affections. Seulement ils ne les connaissent que très-imparfaitement, et les font provenir de dépôts ou d'engorgements laiteux. Puzos, dans son traité des accouchements (Mémoire sur les dépôts laiteux, p. 341, 1759), établit la division suivante :

1° Dépôts laiteux sur les mamelles ;
2° — — sur la cuisse ;
3° — — dans l'hypogastre ;
4° — — dans le cerveau.

Levret, dans son art des accouchements, Paris, 1766 chapitre 3, Des suites de couches, section 7, page 175, intitulé : *Des engorgements laiteux dans le bassin et aux extrémités inférieures*), établit que ces engorgements surviennent ordinairement une quinzaine de jours après que le lait a cessé de couler du sein, et que les mamelles ont commencé à se flétrir. La symptomatologie est bien établie et le siége de ces dépôts bien défini. C'est ainsi que, dès cette, époque, on distinguait les engorgements sous-péritonéaux et les engorgements sous-aponévrotiques. Levret signale aussi l'œdème des jambes; mais, pour lui, cet œdème dépend de l'engorgement qui s'est infiltré à travers les mailles du tissu cellulaire de l'interstice des muscles de la cuisse, de la jambe et du pied. Il prétend enfin que la résolution de ces dépôts est assez souvent suivie d'engorgement de la région iliaque du côté opposé. Ce fait, au contraire, est excessivement rare.

Deleurye, dans son traité des accouchements (2e édition, 1777, livre II, section 4, page 509), parle de dépôts laiteux qui se forment dans la duplicature des ligaments larges et de leurs ailerons. Au début, il n'y a qu'un engorgement ou une infiltration laiteuse, mais, par la suite, survient la suppuration, et il se forme un abcès. Il conseille alors, sitôt qu'on a reconnu la fluctuation, d'ouvrir la tumeur, afin de donner écoulement à la matière contenue ; puis il signale la possibilité d'une fistule terminale.

Telle est la première phase historique des abcès des fosses iliaques, phase que l'on peut résumer en deux mots : engorgements ou dépôts laiteux.

Il nous faut ensuite arriver à Dance (Mémoires sur quelques engorgements inflammatoires qui se développent dans la fosse iliaque, 1827) et à Ménière (Sur les tumeurs phlegmoneuses de la fosse iliaque droite. Archives générales de médecine, 1837) pour être fixé sur la véritable nature de ces affections.

Lebatard fait sa thèse, en 1837, sur les tumeurs phlegmoneuses de la fosse iliaque interne, mais ne fait pas de distinction, et confond dans une même description tous les abcès de cette région.

La même année, Piotay fait sa thèse sur les tumeurs phlegmoneuses de la fosse iliaque, développées dans les annexes de l'utérus. Pour cet auteur, l'étiologie de ces tumeurs résiderait dans la métrite, qui s'étendrait aux parties latérales de l'utérus. Mais cette étude manque de division, et, symptômes, anatomie pathologique, diagnostic et marche de la maladie, tout est confondu ensemble.

Enfin, en 1839, Grisolles publia, dans les Archives générales de médecine, une excellente monographie des tumeurs phlegmoneuses des fosses iliaques. Comme nous l'avons dit dans nos préliminaires, il n'y a rien à changer à la symptomatologie, à la marche et à la terminaison de ces abcès, tels qu'ils ont été décrits par ce savant professeur. Nous avons dit seulement que les causes n'avaient pas été suffisamment approfondies.

Après Grisolles, nous trouvons, en 1848, une thèse de Simon Victor, sur les *Abcès qui siégent dans la fosse iliaque*. L'auteur s'occupe de tous les abcès de cette région, de quelque source, de quelque cause qu'ils proviennent. Il cherche quelles peuvent être ces causes, et les divise en prédisposantes et occasionnelles. Parmi les premières, il range, comme Grisolles, les suites de couches, et reconnaît que c'est l'étiologie la plus fréquente. Parmi les causes occasionnelles, il cite les plaies, contusions, abcès par congestion, abcès enkystés du péritoine, etc.; nous n'avons pas à nous en occuper ici. Mais, de cette diversité de causes, il devait être bien difficile de distinguer les symptômes propres à chacun d'eux. C'est ce qui a eu lieu, malgré la description générale qui peut s'appliquer à toutes ces variétés d'abcès. Signalons enfin, en 1850, la thèse de Protich Pierre, *Sur les phlegmons de la fosse iliaque interne*, dans laquelle l'auteur, à l'exemple de ses prédécesseurs, fait rentrer aussi dans une même description les abcès puerpéraux et non puerpéraux, mais qui, au point de vue de l'anatomie pathologique, sinon des symptômes, divise bien son sujet en abcès sous-péritonéaux et abcès sous-aponévrotiques.

En résumé, par cet exposé rapide des principaux travaux qui ont été faits avant nous sur cette question, nous sommes frappés de la confusion qui règne dans la symptomatologie, à part toutefois celle de Grisolles; de l'absence presque complète d'une étiologie rationnelle et basée sur des observations. Nous croyons que cette confusion est nécessairement produite par le manque de division du sujet, qu'il est parfaitement indiqué d'établir une distinction nette et précise de ces abcès, et qu'il faut les diviser en *abcès suites de couches*, et *abcès hors l'état puerpéral*, ces deux sortes reconnaissent une étiologie et un mode de production différents.

ÉTIOLOGIE ET PATHOGÉNIE.

Avant d'aborder l'étiologie et la pathogénie des abcès de la fosse iliaque (suites de couches), nous croyons devoir entrer dans quelques considérations anatomiques très-brèves sur cette région, et sur les organes qui ont une connexion directe avec elle et se rattachant à notre sujet, c'est-à-dire sur la disposition des veines et des vaisseaux lymphatiques de l'utérus.

Les limites des fosses iliaques sont : en arrière et en haut, la région lombaire ; en haut et latéralement, la région du flanc ; en avant, la région inguino-crurale ; en dehors et en bas, la région de la hanche ; en arrière et en bas, la région sacrée.

Les deux fosses iliaques sont séparées l'une de l'autre par la région hypogastrique et les viscères mobiles qui l'occupent.

Les différentes parties que l'on rencontre dans la fosse iliaque sont :

1° Le *péritoine*, assez épais et tapissant toute la fosse.

2° Le *tissu cellulaire sous-péritonéal*, renfermant une petite quantité de graisse disposée surtout autour des vaisseaux et des nerfs. Ce tissu cellulaire se laisse facilement décoller du péritoine, et communique avec le tissu cellulaire du canal inguinal, celui de la partie supérieure de la cuisse, à travers l'anneau crural, et celui du petit bassin.

3° Le *fascia iliaca*, ou aponévrose d'enveloppe des muscles psoas et iliaque, passant avec le psoas jusque dans la cuisse.

4° Le *muscle psoas-iliaque.*

5° Une portion de *l'os des îles* et la saillie qui correspond en dedans à la cavité cotyloïde.

6° L'*artère et la veine iliaques externes.*

7° Le *nerf femoro-cutané et le nerf crural.*

8° Des *vaisseaux lymphatiques* nombreux et des *ganglions* entourent les vaisseaux iliaques et occupent la limite interne de la région.

La fosse iliaque droite contient le cœcum et son appendice vermiculaire; la fosse iliaque gauche renferme l'*S* iliaque.

Disposition des veines de l'utérus. — Les veines de l'utérus sont très-développées et forment de véritables *sinus utérins,* fréquemment anastomosés entre eux. Ceux-ci occupent tout le corps de la matrice et cessent au niveau de l'orifice supérieur du col, qui présente un développement veineux bien moins prononcé. Ces sinus communiquent sur les bords latéraux de l'utérus avec de vastes plexus veineux, situés dans l'épaisseur des ligaments larges, et communiquant en bas avec le plexus vaginal, en haut avec le plexus sous-ovarique; on les appelle plexus pampiniformes. De ces plexus partent diverses veines, qui vont se jeter dans la veine cave ou dans la veine rénale.

Disposition des vaisseaux lymphatiques de l'utérus. — Ils forment un plan superficiel et un plan profond. On les divise en deux groupes : ceux du col et ceux du corps. Les uns et les autres se dirigent en dedans et en dehors vers les ligaments larges, où ils se divisent en inférieurs et supérieurs. Les premiers, peu nombreux, suivent les veines utérines et se jettent dans les ganglions pelviens latéraux ; les seconds, plus multipliés et plus volumineux, accompagnent les veines utéro-ovariennes et vont se terminer dans les ganglions lombaires.

Maintenant, que nous avons vu d'une manière succincte, mais suffisante toutefois, les dispositions anatomiques de la région, examinons quelles sont les véritables causes des abcès qui nous occupent.

Nous croyons devoir en admettre trois :

1° Propagation de l'inflammation du tissu cellulaire du ligament large au tissu cellulaire de la fosse iliaque.

2° Angioleucite utérine.

3° Phlébite utérine.

Examinons successivement ces trois causes :

1° *Propagation de l'inflammation du tissu cellulaire du ligament large.* — Le phlegmon du ligament large consiste dans l'inflammation du tissu cellulo-adipeux renfermé entre les feuillets péritonéaux. Si nous examinons la disposition anatomique de ce tissu cellulaire, nous voyons qu'il se continue directement en avant avec le tissu cellulaire, situé entre le péritoine pariétal et la paroi antérieure du petit bassin, et, par cet intermédiaire, avec celui qui tapisse la face profonde de la paroi abdominale antérieure. En arrière, il se continue avec les couches celluleuses péri-rectales, et par l'échancrure sciatique avec le tissu profond de la fesse. Il communique aussi avec les couches celluleuses de la fosse iliaque interne au moyen du tissu sous-péritonéal des parois pelviennes.

Par la simple considération anatomique des parties, nous voyons donc bien avec quelle facilité un phlegmon, qui a son point de départ dans les ligaments larges, peut fuser dans le tissu cellulaire sous-péritonéal de la fosse iliaque.

Si nous considérons, d'autre part, que le phlegmon des ligaments larges est une affection essentiellement puerpérale, et qu'il n'en n'existe que peu d'exemples en dehors de la puerpéralité, nous pouvons conclure qu'il doit être, par ses connexions, un des principaux agents de transmission du pus et de l'inflammation, et une des causes principales des abcès iliaques, suites de couches.

2° *Angioleucite utérine.* — Nous avons vu, dans l'exposé anatomique que nous avons fait au début de ce chapitre, quelle était la disposition des vaisseaux lymphatiques utérins. Or, il est un fait qui a frappé tous les auteurs, c'est que, pendant la grossesse, tout l'appareil lymphatique de l'utérus acquiert une grande richesse et prend un développement considérable.

Ces vaisseaux lymphatiques aboutissent, avons-nous dit, à de nombreux ganglions ; ce sont les ganglions pelviens, hypogastriques et sacrés, les ganglions lombaires. Tous ces vaisseaux lymphatiques sont superficiels ou profonds, c'est-à-dire nés à la fois du tissu musculaire et de la surface muqueuse. Du col de l'utérus, du corps et surtout de la face placentaire partent des troncs lymphatiques qui vont se rendre aux ligaments larges, puis aux ganglions iliaques et lombaires.

Supposons donc l'existence d'une lymphangite partant d'une plaie du col, ou d'un point quelconque de la matrice ; ne pourrait-elle pas expliquer le retentissement de la lésion utérine sur les organes voisins ? Dans sa thèse de 1870, M. Lucas Championnière fait de la lymphangite utérine le point de départ des péritonites, et des maladies consécutives aux lésions de l'utérus. De plus, il fait une remarque qui présente pour nous un grand intérêt :

« On peut, dit-il, constater dans les autopsies, même de péritonite très-étendue, que la péritonite a été surtout violente au niveau des annexes ; mais en outre, dans un grand nombre de cas, on peut remarquer qu'elle a surtout affecté un côté de l'utérus et les annexes, en laissant beaucoup moins de traces du côté opposé. Ces lésions se trouvent plus souvent à gauche qu'à droite. »

Nous pouvons nous demander, s'il n'y a pas là aussi un rapprochement avec les abcès des fosses iliaques ; nous dirons, en effet, plus loin qu'ils sont beaucoup plus fréquents à gauche qu'à droite.

3° *Phlébite utérine.* — Les raisons qui nous font admettre la phlébite utérine comme une des causes de la formation des abcès de la fosse iliaque, suites de couches, nous sont fournies par les observations de M. le professeur Béhier. Sur 145 autopsies faites à la suite de mort par maladies puerpérales, il a trouvé 141 fois du pus dans les veines, non-seulement dans les sinus utérins, mais aussi dans les vaisseaux voisins : le plexus pampiniforme, les veines ovariques, les veines du ligament large. La même altération peut s'étendre vers les parties inférieures, les veines hypogastriques, iliaques, les crurales, les saphènes.

D'après M. Béhier, les altérations des sinus utérins sont de trois ordres :

1° Dans plusieurs veines on ne rencontre que de simples caillots, denses, fibrineux, non adhérents ou peu adhérents aux parois du vaisseau, d'un rouge noirâtre. Le tissu périveineux est dense et un peu injecté.

2° Dans d'autres veines plus profondes, on voit des caillots d'un rose sale, adhérents aux parois. C'est un mélange de sang et de pus.

3° Plus profondément encore, c'est du pus véritable, crêmeux, phlegmoneux.

Ces diverses altérations se rencontrent dans les régions variées de l'utérus, et se remarquent surtout du côté du col qui y est, sans doute, prédisposé par les contusions et les déchirures qui surviennent au moment de l'accouchement.

Ainsi donc, tous ces faits d'observation pure, fournis par l'étude anatomique normale et pathologique, nous portent à penser que ces trois causes sont les seules vraies des abcès des fosses iliaques.

Mais, outre ces causes occasionnelles, il doit y avoir des causes prédisposantes. C'est ainsi que l'on a invoqué les difficultés, et la longueur que peut présenter l'accouchement ; les accidents qui le compliquent, les manœuvres de l'accoucheur. Sans doute un accouchement long et pénible doit prédisposer à cette affection, et c'est là ce qui explique pourquoi le phlegmon est plus fréquent chez les primipares. Quant aux manœuvres pratiquées par l'accoucheur, ou bien encore aux tiraillements des fibres du psoas, que l'on a aussi invoqués, si ces causes étaient réelles, on verrait le phlegmon se manifester de suite après la délivrance, tandis qu'il n'apparaît guère avant le douzième ou quinzième jour.

On a encore dit que le refroidissement pouvait produire ces abcès, et nous donnons l'observation suivante à l'appui :

Observation I (personnelle), recueillie par M. Bouchard, externe des hôpitaux.

X... âgée de 24 ans, lavandière, est accouchée le 27 janvier 1873 à la Maternité; elle sort le 8 février, se sentant très-bien, après des suites de couches très-régulières. Quelques jours après sa sortie de l'hôpital, elle voulut laver sa chambre; cette besogne était à peine terminée, qu'elle se sentit prise d'une douleur de côté assez vive et d'accidents qui nécessitèrent son entrée à l'hôpital Necker, salle Sainte-Cécile, n° 8, service de M. le Dr Chauffard.

L'imprudence commise par cette femme, date du 10 février, son entrée à l'hôpital du 16.

Le 17. On sent une induration considérable dans la fosse iliaque gauche, cette induration s'étend jusqu'à la région de l'utérus, qu'elle englobe, la sensation qu'elle donnait a été comparée à celle que présenterait une planche de bois, recouverte d'une couche de parties molles.

La fosse iliaque droite paraît libre, et l'induration meurt sur ses limites, cependant la pression est surtout douloureuse à ce niveau.

La réaction fébrile est peu considérable et l'état général assez satisfaisant.

1 pilule d'extrait thébaïque de 0 gr. 05; frictions mercurielles belladonées; cataplasmes.

18 février. L'induration est plus considérable à la région hypogastrique. Vers la partie médiane, on sent une fluctuation profonde. Etat général satisfaisant.

Le 20. Rien de particulier; on applique un large vésicatoire sur la région malade.

Le 26. L'état local paraît légèrement amélioré; l'état général est toujours bon; la pression n'est plus douloureuse à droite, et l'induration est nettement limitée à gauche et à la région hypogastrique.

3 mars. La fluctuation est devenue superficielle; on ouvre l'abcès en faisant une incision parallèle à l'arcade crurale; il sort environ 300 grammes de pus, de bonne nature, mais on n'est point sur le véritable foyer, c'est une fusée purulente qui est venue se mettre en communication avec l'extérieur.

Thé au rhum; cataplasmes.

Le 5. Il sort du pus en assez grande abondance par la plaie, mais l'induration reste aussi considérable; on recommande à la malade de se mettre 6 ou 8 fois par jour sur le ventre pour faciliter la sortie du pus.

Le 6. On introduit un drain double, que l'on fixe à droite et à gauche sur les bords de la plaie avec du collodion.

Injections avec parties égales d'eau et et d'alcool phéniqués ; cataplasmes.

L'état général est toujours satisfaisant.

A partir de ce moment, la malade ne présente plus rien de particulier pendant quelque temps. La suppuration est toujours abondante, l'induration presque aussi considérable.

L'appétit est bon, mais on ne constate, malgré cela, aucune tendance vers la guérison.

Cet état stationnaire, la suppuration dont son organisme devait faire les frais, l'affaiblissent peu à peu. Elle avait perdu une partie de son embonpoint, mais présentait encore une somme de résistance assez considérable, quand au retour d'un bain elle fut prise de frissons, de vomissements et succomba deux mois environ après son entrée à l'hôpital.

A l'autopsie, on constate une énorme tumeur inflammatoire, englobant l'utérus, l'ovaire et la trompe gauche, effaçant le cul-de-sac recto-vaginal, s'étendant sur les côtés de la paroi abdominale antérieure et vers le fond de la cavité pelvienne.

L'abcès se trouve dans la région du ligament large et est extrapéritonéal, entouré de tissus indurés par des exsudats inflammatoires. On y arrive par un trajet sinueux, qui longe la paroi abdominale antérieure. Le tout est recouvert de productions pseudo-membraneuses plus récentes, dues à la péritonite qui a emporté la malade.

Cette observation semblerait prouver, en effet, que la cause de l'abcès est *a frigore*. Malheureusement l'autopsie n'est pas assez complète et l'état des vaisseaux veineux ou lymphatiques n'a pas été examiné. Le froid ne peut donc entrer ici que comme cause prédisposante. Mais une déduction que nous pouvons tirer de cette autopsie, c'est que par suite de l'adhérence de la trompe et de l'ovaire gauches, la femme si elle eût vécu, eût été stérile de ce côté.

Les abcès des fosses iliaques sont-ils plus fréquents à droite qu'à gauche ? Il y a eu autrefois des discussions à ce sujet, et les auteurs ne se sont pas toujours trouvés d'accord. Marchal a trouvé un nombre égal d'abcès pour chaque côté. Aujourd'hui, la question est résolue et l'on sait que la fréquence est bien plus grande à gauche qu'à droite. Grisolles, sur 17 phlegmons puerpéraux en a trouvé 11 à gauche et 6 à droite. Mais à quoi tient cette différence? Sur ce point encore, on n'a pas trouvé de solution satisfaisante. On a invoqué l'inclinaison de l'utérus à droite pendant la grossesse, et par suite le tiraillement du ligament rond du côté gauche. Mais cela n'est pas, et, du reste, si ce ligament était tiraillé, le phlegmon devrait se déclarer à la fin de la grossesse et nullement après la délivrance. Pour nous, nous pensons qu'il faut attribuer cette cause à la fréquence des positions gauches de la tête du fœtus, et à la contusion du psoas au moment où il est pressé par la tête de l'enfant, s'engageant au détroit supérieur.

SYMPTÔMES. — MARCHE. — TERMINAISONS.

Les abcès de la fosse iliaque présentent à étudier deux variétés ; ceux qui se développent dans le tissu cellulaire sous-péritonéal, et ceux qui se développent au-dessous du fascia iliaca, dans la gaîne du muscle psoas iliaque.

1° *Abcès sous-péritonéaux.* — Leur apparition est précédée par des troubles digestifs, tels que de l'inappétence, des nausées, du dévoiement et quelquefois de la constipation. Puis l'invasion s'annonce ordinairement par une douleur plus ou moins vive dans une des fosses iliaques, rarement par un frisson. Tantôt cette douleur est vive et lancinante, tantôt elle est obscure et profonde, s'exaspérant par la pression et les efforts de la toux. Elle siége au début dans des points plus ou moins éloignés de la fosse iliaque, comme l'hypogastre, la région inguinale ; mais plus tard, elle occupe la fosse iliaque et s'irradie vers l'abdomen et les membres inférieurs, par suite de la compression que la tumeur exerce sur les troncs nerveux qui se distribuent à ces régions.

Bientôt on peut constater l'existence d'une tumeur dure, égale à sa surface, sans aucun battement, siége de douleurs généralement lancinantes. La paroi abdominale glisse devant elle, à moins qu'il n'existe des adhérences. Cette tumeur possède un volume qui varie entre celui d'une noix et celui d'une orange ; elle est aplatie et légèrement mobile en latéralité. Lorsqu'elle a envahi toute la fosse iliaque, il est difficile de bien établir ses limites. Outre les nerfs, il est un organe qui peut être fortement conprimé, c'est le cœcum, ce qui explique le météorisme et la constipation : mais jamais la compression ne pourra être assez forte pour produire les véritables accidents de l'iléus.

2° *Abcès sous-aponévrotique.* — Outre les phénomènes généraux que nous venons d'exposer dans la variété précédente, il existe pour celle-ci des symptômes propres qui permettent de la distinguer nettement ; et d'abord comment se produit cet abcès profond ? Kyll le fait provenir de la contusion du psoas et de sa déchirure pendant les efforts de la parturition. Nous croyons qu'il est plus rationnel de dire qu'il est consécutif à l'inflammation du tissu cellulaire sous-péritonéal, et cela pour les mêmes raisons que nous avons données plus haut.

Le premier symptôme qui se présente à la vue dans cette variété d'abcès, c'est la rétraction du membre inférieur et la claudication. Comment expliquer cette flexion de la cuisse sur le bassin? L'inflammation s'est emparée du tissu cellulaire sous-aponévrotique, intermusculaire, puis des fibres des muscles psoas et iliaque; elle sollicite, par conséquent, une contraction de ces muscles qui fléchit la cuisse. Celle-ci fléchie, les muscles abdominaux sont portés dans le relâchement et n'exercent plus de compression sur les intestins; les malades sont soulagés. Le plus souvent la malade est couchée sur le dos, la cuisse du côté malade est fléchie, la plante du pied repose sur le lit, l'extension est pénible, presque impossible.

Un autre signe consiste dans l'œdème des malléoles ou de tout le membre inférieur, résultant de la compression de la veine iliaque. Pour cela, le phlegmon a dû envahir le tissu sous-aponévrotique, autrement une tumeur sous-péritonéale, ne pourrait produire cet effet, à cause de la résistance offerte par la gaîne assez forte de ces vaisseaux. Il n'en est pas de même des nerfs qui sont perdus au milieu des fibres des muscles, et sont, pour ce motif, éminemment compressibles.

Enfin, la tumeur est ordinairement immobile, et un peu proéminente au lieu d'être aplatie.

Les abcès des fosses iliaques, suites de couches, peuvent se terminer par résolution, suppuration, gangrène et induration. La résolution est la terminaison la plus heureuse et la plus rare, nous en citons plus loin une observation (voir observation II); elle se fait très lentement, et dure, en général, de un à trois mois, à cause du peu de vascularité du tissu cellulaire qui remplit les fosses iliaques.

La suppuration est la terminaison la plus fréquente; elle est presque inévitable et se déclare vers le vingt-cinquième jour par des symptômes locaux et généraux.

Si la marche est rapide et aiguë ; les élancements redoublent, la fièvre se rallume, la tumeur semble devenir plus volumineuse, et les phénomènes de compression augmentent.

Si la marche est lente et peu douloureuse, on n'observe pas cette période d'exacerbation dont nous venons de parler, mais des petits frissons irréguliers, de la fièvre avec redoublement le soir, des sueurs nocturnes générales, souvent très-abondantes. Quelquefois on sent de la fluctuation, et la tumeur devient plus ou moins proéminente; elle s'affaise, au contraire, et peut disparaître complètement si le pus fuse vers les parties voisines.

Nous allons, maintenant, examiner quelles sont les voies que peut se frayer le pus emprisonné dans la fosse iliaque. Les principales sont : 1° les parois abdominales; 2° le gros intestin; 3° le vagin ou l'utérus; 4° la vessie.

1° *Ouverture dans les parois abdominales.* — Le pus ne peut arriver au-dehors par la partie postérieure du bassin à cause de la résistance que les os lui opposent en ce point; il doit donc se porter en avant et user la paroi antérieure de l'abdomen, ou bien se frayer un chemin par une des ouvertures naturelles de la paroi inférieure du ventre. Dans la plupart des cas, la tumeur tend à se faire jour par un point voisin du ligament de Fallope ou de l'épine iliaque antérieure et supérieure.

Quelquefois, mais plus rarement, il fuse dans l'épaisseur de la cuisse en passant sous l'arcade crurale. Dans ce cas, si le phlegmon est sous-péritonéal, le pus se place en dedans et en avant des vaisseaux fémoraux, sans altérer la structure des muscles psoas et iliaque. Si, au contraire, l'abcès est sous aponévrotique, le pus contenu dans la gaîne fibreuse du fascia iliaca arrive jusqu'au petit trochanter en formant un vaste foyer, et après avoir altéré ou détruit les fibres du psoas. Il peut encore, dans ce dernier cas, envahir l'articulation coxo-fémorale qu'il enflamme en produisant une douleur atroce; la capsule fibreuse est détruite, la tête du fémur se luxe et la jambe est portée dans la rotation en-dehors.

Au lieu de suivre les voies que nous venons d'indiquer, le pus, favorisé par la position horizontale de la malade, peut, au contraire, cheminer au-dessous du gros intestin et remonter jusqu'au voisinage du foie ou du rein.

D'autres fois enfin, le pus fuse d'une fosse iliaque à l'autre, sans qu'on puisse expliquer cette migration. Le fait de ce genre le plus curieux est l'observation rapportée par A. Bérard, dans une séance de la Société anatomique, en 1834. Il présenta une pièce recueillie chez une femme récemment accouchée. L'autopsie avait fait découvrir un vaste abcès, commençant à la partie postérieure et supérieure du flanc gauche entre le côlon et la paroi abdominale. Cet abcès s'était propagé dans la région hypogastrique, en passant entre la fosse iliaque et l'intestin. Une induration du tissu cellulaire du bassin avait fermé l'accès de cette cavité au-devant de la vessie ; mais le pus s'était frayé un passage vers la fosse iliaque droite en décollant le péritoine de la région hypogastrique. De la région iliaque droite, il avait remonté sur le côté de la ligne médiane jusqu'au niveau de l'ombilic ; là, il s'était fait jour au-dessous de la peau, avait décollé cette membrane dans tout le pourtour de la cicatrice ombilicale, au niveau de laquelle la peau avait conservé son adhérence aux tissus sous-jacents. Le trajet de cet abcès décrivait donc une courbe à concavité supérieure et s'élevait dans le flanc droit à une hauteur égale à celle où il avait atteint dans la partie postérieure du flanc gauche. Dans cette dernière région, l'abcès communiquait avec le côlon descendant par une ouverture arrondie, qui, du côté du foyer, était surmontée d'un petit bourrelet mollasse et circulaire.

2° *Ouverture dans le gros intestin.* — Ce mode de terminaison est fréquent, et sa fréquence est bien plus grande pour les abcès droits que pour les abcès gauches, ce qui s'explique si l'on considère l'anatomie de ces deux régions. A droite, en effet, le pus est en contact avec la face postérieure du cæcum et du côlon ascendant qui n'offrent que peu de résistance parce qu'ils sont dépourvus de péritoine; disposition qui n'existe pas à gauche pour l'S iliaque. Si le pus fuse dans la cavité pelvienne, il peut aussi s'évacuer par le rectum.

Examinons les caractères des perforations intestinales dues aux abcès des fosses iliaques; tantôt, il n'y a qu'une seule ouverture arrondie, de 3 ou 15 millimètres de diamètre; tantôt il y en a plusieurs très-rapprochées ou disséminées et garnies quelquefois, soit en dedans soit en dehors, de bourrelets saillants.

Comment reconnaîtrons-nous la perforation? Elle sera difficile à diagnostiquer si l'ouverture est très-petite, le pus ne s'écoulant que lentement et la tumeur ne s'affaissant pas; mais, si le pus s'évacue en grande quantité, on la reconnaîtra très-vite; la tumeur s'affaissera subitement, la malade, jusqu'alors constipée, ira à la selle et rendra environ un verre de pus. Si la perforation ne se fait que lorsque l'abcès s'est déjà vidé à travers les téguments de la paroi abdominale, on la reconnaîtra par l'issue de matières intestinales à travers la fistule cutanée.

3° *Ouverture par le vagin ou l'utérus.* — Ce sont surtout les abcès du côté gauche qui choisissent ce mode de terminaison, en fusant le long du rectum ou en suivant les parties latérales de la vessie. Tantôt il n'y a qu'un suintement, tantôt il s'écoule environ un verre de pus blanchâtre, fétide ou inodore. En faisant usage d'un spéculum, on pourra apercevoir la perforation ; mais elle échappera souvent aux investigations, par exemple dans le cas où elle serait cachée par un pli de la muqueuse vaginale, ou bien si elle provenait d'un point de l'utérus que l'instrument ne permettrait pas d'apercevoir. Nous citons à la fin de ce chapitre une observation (voir observation III), qui a été publiée en octobre 1873, dans la *Gazette des hopitaux,* et que nous avons cru devoir emprunter, parce qu'elle présentait ce fait curieux : qu'une ouverture pratiquée, extérieurement par le chirurgien au niveau de l'échancrure sciatique, n'a pas empêché l'abcès de venir s'ouvrir dans le vagin.

4° *Ouverture dans la vessie.* — C'est un des modes de terminaisons les plus rares ; Dance, Ménière et le Dr Henry James Johnson, en rapportent chacun une observation ; mais dans aucun de ces cas la perforation n'a été simple, car l'abcès s'ouvrait en même temps dans le gros intestin ou à la surface de la peau. Cependant la perforation simple a été observée, nous en donnons un cas recueilli dans le service de M. le Dr Siredey, par notre ami M. Fioupe, interne des hôpitaux (voir observation IV).

Enfin, comme exception étrange, citons le fait recueilli par M. Demaux, qui a vu un cas où le pus s'était fait jour dans la veine cave inférieure ; c'est une véritable anomalie, car on sait que les gros vaisseaux restent généralement intacts dans les foyers purulents.

Telles sont les différentes routes que peut se frayer le pus ; voyons maintenant quels sont ses caractères. La quantité de pus contenu dans l'abcès varie depuis quelques grammes jusqu'à plusieurs livres. Suivant qu'il s'ouvre par les parois abdominales ou dans l'intestin, il présente un aspect et des qualités qui ne sont plus les mêmes. Dans le premier cas il est blanc, assez consistant, en général bien lié et inodore. Dans le second cas, au contraire, il est moins séreux, grisâtre, mêlé à des gaz et extrêmement fétide.

L'abcès est ouvert, que va-t-il se passer ? Aussitôt la tumeur s'affaisse, la malade éprouve un grand soulagement, même si la maladie doit avoir une issue funeste. Puis, nous nous trouvons alors en présence de deux cas :

Ou bien la maladie va marcher régulièrement vers une heureuse solution,

Ou bien des accidents vont survenir, tels que la rétention du pus, l'infection putride, etc.

La mort, dans les abcès des fosses iliaques, peut survenir de plusieurs manières.

Assez souvent, elle a lieu par *épuisement*, lorsque la suppuration a duré longtemps et dans les cas où l'abcès a causé de grands décollements. Alors, la malade perd ses forces tous les jours ; l'amaigrissement devient rapide et excessif; il survient de la fièvre avec redoublement nocturne, des sueurs abondantes; l'appétit est complètement perdu; il se déclare un dévoiement que rien ne peut arrêter, et la malade meurt par consomption, de deux à six mois après le début de la maladie, et de un à trois mois après l'ouverture de l'abcès.

La terminaison par *péritonite* survient quelquefois au début, d'autres fois à une époque plus éloignée, lorsque la suppuration est déclarée. Dans ce cas, elle succède à la rupture de l'abcès et à l'épanchement du pus dans la cavité de la membrane séreuse.

L'*infection purulente* et l'*érysipèle* sont des complications qui surviennent, surtout quand il y a à la fois ouverture extérieure et ouverture dans un viscère, et surtout quand les os sont dénudés.

La terminaison par *gangrène* est la plus rare; elle ne se remarque guère que dans les phlegmons avec mortification du cæcum ou de son appendice, ou bien avec épanchement de matières stercorales dans le tissu cellulaire voisin. Elle peut encore se produire dans les abcès sous-aponévrotiques, avec étranglement des parties phlogosées par le fascia iliaca. Aucun symptôme n'est propre à cette terminaison, si ce n'est lorsqu'on donne issue à la matière épanchée; celle-ci exhale une odeur fétide et contient des gaz, des fèces et des lambeaux de tissu cellulaire ou de muscles mortifiés.

Enfin, des complications diverses peuvent suivre la guérison des abcès de la fosse iliaque. C'est ainsi que l'on a constaté des hernies, des éventrations, des trajets fistuleux. Dans certains cas, on a vu persister longtemps l'œdème des membres inférieurs, par suite de la diminution de calibre de la veine iliaque comprimée primitivement, ou bien par la présence d'un caillot qui s'est formé dans sa cavité.

Obs. II (personnelle), recueillie par M. G. Clérault. Guérison.

Bruno (Emélie), âgée de 30 ans, fleuriste, entre le 22 avril 1874 à l'hôpital Lariboisière, dans le service de M. le Dr Millard, salle Sainte-Joséphine, no 15.

Accouchement à terme le 14 janvier dernier; la malade avait eu déjà quatre enfants, bien portants, et deux fausses couches. Onze jours après ce dernier accouchement, elle avait pu reprendre son travail sans trop de fatigue, sa profession lui permettant de rester assise.

Pendant deux mois, cependant, elle fut forcée de garder la chambre; et à la fin de mars, après une sortie de quelques minutes seulement, elle ressentit une douleur assez vive dans le membre inférieur droit. La jambe et le pied n'étaient que fort peu douloureux, mais la cuisse était très-sensible, surtout sur le trajet du nerf sciatique, et particulièrement dans l'espace ischio-trochantérien, avec retentissement dans le pli de l'aine.

A partir de cette époque (mars 1874) les élancements douloureux ont disparu, mais la douleur s'est localisée à la partie supérieure et postérieure de la cuisse où elle est devenue permanente.

Pas de frissons, mais chaque soir une fièvre assez intense, accompagnée pendant la nuit, depuis trois semaines, de vomissements non alimentaires, que la malade compare à des crachats mousseux, filants, légèrement teintés de jaune.

Au début, à la suite de son accouchement, cette femme était restée constipée pendant une quinzaine de jours, et ne pouvait aller à la selle qu'à l'aide de lavements répétés tous les jours ou tous les deux jours. Depuis quelque temps, les garde-robes sont devenues plus régulières, mais toujours difficiles; pas de troubles de la miction.

La malade tousse depuis le début des accidents fébriles, c'est-à-dire depuis un mois environ; pas d'expectoration, après une fausse couche, il y a dix ans, dans un effort de vomissement elle eut un crachement de sang.

Au sommet, la respiration est assez rude, toux sèche, persistante, surtout pendant la nuit; transpiration assez abondante.

Entrée à l'hôpital le 22 avril 1874. La jambe droite est demi-fléchie sur la cuisse et la cuisse sur le bassin; pas de rotation en dehors; un peu d'œdème à la partie supérieure et postérieure de la cuisse. Le pli de l'aine est douloureux; à la face interne et supérieure, on sent un cordon induré, douloureux, c'est le tendon du muscle psoas-iliaque.

Pas de tumeur dans la fosse iliaque, le muscle psoas ne faisant pas de saillie anormale. Douleur sur le trajet du sciatique, surtout dans l'espace ischio-trochantérien, au point d'émergence du nerf, ainsi qu'à la partie moyenne de la crête iliaque et à la partie externe du genou.

Toucher vaginal. — On trouve le col très-haut, le cul-de-sac latéral droit est effacé, les culs-de-sac antérieur et postérieur le sont un peu moins, et la partie droite du vagin est soulevée par une tumeur dure et tout à fait indolente.

Vésicatoire sur l'abdomen ; huile de ricin ; 15 grammes ; cataplasmes laudanisés ; bains ; lavements.

25 avril. — Les vomissements ont disparu ; pas de fièvre le soir ; garde-robes normales, la jambe est toujours fléchie.

Julep diacodé pour la nuit.

Le 28. Même état ; le julep diacodé est supprimé, on prescrit du sirop d'iodure de fer et de l'eau ferrée.

Le 30. La jambe est toujours douloureuse, un peu plus fléchie même que les jours précédents, occupant toute la partie postérieure de la jambe, la douleur est cependant plus vive au niveau du genou ; constipation depuis quatre jours.

10 mai. L'œdème de la cuisse a disparu, mais occupe la partie postérieure de la hanche. La cuisse est toujours fléchie sur le bassin, quand on veut forcer l'extension, la colonne lombaire se redresse sur le bassin.

Au toucher vaginal, l'état des parties est toujours le même ; la paroi vaginale gauche est saine ; le côté droit, à une certaine distance de la vulve, présente une induration assez étendue, résistante et tout à fait indolente. Le col est petit, dur, moins éloigné qu'à l'époque du premier examen ; l'orifice est étroit et presque régulier.

A la palpation des parois abdominales on trouve, du côté droit, un empâtement général.

On continue la médication ferrugineuse ; application d'un nouveau vésicatoire.

Rhubarbe, 0 gr. 50 ; vin de quinquina.

Le 15. L'extension de la cuisse sur le bassin est plus facile, celle de la jambe sur la cuisse est toujours pénible. Douleurs continuelles à la région lombaire.

3 dragées de protochlorure de fer ; vin de quinquina ; rhubarbe.

Le 20. La malade se plaint d'éprouver, à certains moments de la journée, des douleurs lancinantes dans la cuisse, mais son état général est bon, elle a même pris un peu d'embonpoint.

Le 23. Un point d'inflammation superficielle apparaît en dedans de l'épine iliaque antérieure, au-dessus du ligament de Fallope; pas de fluctuation, mais les téguments sont rouges, la douleur très-vive et l'empâtement généralisé. Cataplasmes. L'état général reste d'ailleurs satisfaisant.

Le 24. Même état général et local.

Le 26. La rougeur et l'empâtement ont disparu. L'état général reste bon, la malade a très-sensiblement engraissé.

15 juin. Le ventre est redevenu souple et indolent. On ne sent plus le cordon dur, formé par le tendon du psoas; et les mouvements d'extension de la jambe et de la cuisse sont redevenus possibles.

Fer; quinquina.

La malade quitte l'hôpital le 7 juillet, il n'existe plus dans le ventre ni empâtement ni douleur, et la raideur de la marche a disparu. On ne retrouve même plus au sommet des poumons les signes stéthoscopiques constatés à l'entrée à l'hôpital.

Obs. III. —Phlegmon du petit bassin et de la fesse gauche (suite de couches). —Phlegmatia alba dolens. — Ostéo-périostite et nécrose d'une portion du sacrum de l'os iliaque— Infection purulente.

(Observation recueillie par M. Seuvre, interne, et publiée en octobre 1873 dans la *Gazette des hopitaux.*)

P... (Gabrielle), âgée de 20 ans, n'accuse aucun antécédent de scrofule ou de rhumatisme; elle n'a pas eu de maladie grave.

Le 20 mars 1873, elle accouche en ville, chez une sage femme, d'un enfant à terme, mais peu vigoureux.

Délivrance normale; suites de couches régulières jusqu'au sixième jour. A ce moment, les forces ne se rétablissent pas : douleurs dans le bas-ventre, lochies abondantes, constipation. Pas d'appétit, fièvre marquée, surtout le soir; la sage-femme engage la malade à sortir de chez elle le huitième jour.

Dans les premiers jours d'avril, la malade entre à l'hôpital Cochin, et est placée dans le service de médecine. Un certain empâtement dans la fosse iliaque gauche, une douleur assez vive, déterminée par la pression, les commémoratifs, font penser à un phlegmon de la fosse iliaque. Les frissons erratiques le soir, avec sueurs profuses, annoncent la suppuration, la malade est envoyée le 7 avril en chirurgie.

Nous voyons une femme d'une constitution peu robuste. Pâleur de la face, physionomie exprimant la souffrance; peau chaude, pouls dépressible et fréquent (110). Le ventre est souple; non ballonné; l'utérus ne déborde pas la symphyse pubienne, il n'existe qu'un peu d'empâtement vers la fosse iliaque gauche. C'est surtout dans la fesse que la malade souffre : cette région est d'ailleurs un peu tendue, œdématiée. La pression détermine des douleurs vives au niveau de l'articulation sacro-iliaque et de l'échancrure sciatique. Les mouvements de la cuisse sur le bassin sont faciles et peu douloureux.

Le toucher vaginal ne décèle rien; l'utérus est mobile ; pas de tuméfaction dans l'épaisseur des ligaments larges; température du vagin normale. M. Després diagnostique un phlegmon du petit bassin et de la fosse iliaque.

Prescription : Toniques; limonade, eau de Sedlitz. Cataplasmes laudanisés; lavements huileux ; injections vaginales.

Les jours suivants, mêmes symptômes : la constipation persiste. La malade éprouve des douleurs réelles dans la fosse iliaque.

Prescription : Vésicatoire sur la fosse iliaque et lavement purgatif.

15 avril. L'œdème de la fesse est plus prononcé, il remonte jusqu'aux dernières vertèbres lombaires ; toute la face postérieure de la cuisse est blanche, tendue ; les veines sous-cutanées sont très apparentes. La face antérieure de la cuisse est peu œdématiée, on ne sent pas de cordon dur le long de la veine fémorale. Les grandes lèvres sont elles-mêmes œdématiées, ainsi que le vagin, dans lequel le doigt pénètre difficilement.

Le 20. La tuméfaction se circonscrit et tend à se limiter à la fesse : irradiations douloureuses, fréquentes et vives le long de la face postérieure de la cuisse. Le toucher vaginal permet de sentir une induration dans l'épaisseur du ligament large gauche ; l'utérus est moins mobile ; les lochies persistent et sont devenues franchement purulentes. Frissons le soir plus marqués, transpirations abondantes, urines chargées, brûlantes; défécation douloureuse : l'administration des lavements est pénible.

On applique sur la fesse un vésicatoire.

Le 27. L'œdème blanc de la cuisse s'est effacé, mais un empâtement au niveau de la fesse persiste ; la peau, qui est devenue rosée, chaude et douloureuse, ne glisse pas sur les parties sous-jacentes.

Un trocart, ayant 4 millimètres de diamètre, est enfoncé profondément vers l'échancrure sciatique : il s'échappe par la canule 150 grammes environ d'un pus épais et crémeux.

Le 28. Soulagement réel. Pas de frissons, sueurs moins abondantes. Sommeil plus paisible.

Le 30. La plaie, déterminée par la ponction, s'est fermée; la fesse est de nouveau tendue et douloureuse. Un doigt introduit dans le vagin sent, sur le côté gauche, une impulsion quand on presse sur la fesse : il perçoit une fluctuation véritable.

1er mai. M. Després fait une ponction avec un trocart plus volumineux et met un drain dans le foyer purulent. Le pus, qui s'écoule en abondance, est un peu fétide et contient des stries de sang; la pression sur la paroi latérale gauche du vagin facilite son écoulement.

Le 2. Frisson intense. Prescription : Sulfate de quinine.

Les jours suivants, frissons légers, mais faiblesse extrême; transpiration continuelle; somnolence.

Pertes purulentes et sanieuses. L'abcès, malgré l'ouverture extérieure, s'est rouvert par le vagin. Le toucher conduit sur une perforation dans le cul-de-sac du vagin à gauche.

Toniques sous toutes les formes.

Injections fréquentes avec la macération de quinquina.

Le 15. Abattement profond, subdélirium.

Râles muqueux à l'auscultation de la poitrine.

Ventre peu tendu, mais sensible; quelques vomissements; diarrhée incoercible.

Eschare sur la fesse droite. (La malade se couche sur ce côté.)

Le 20. La malade succombe.

Autopsie. L'eschare, située à la partie moyenne de la fesse droite, n'a intéressé que la peau, le tissu cellulaire et les fibres superficielles du grand fessier.

Sur la fesse gauche, la trace des ponctions est entourée d'une auréole violacée. Un débridement fait à ce niveau, permet de reconnaître un vaste décollement sous-cutané, une cavité aplatie, d'aspect jaune brunâtre, contenant un pus sanieux. Les fibres musculaires du grand fessier sont altérées, noirâtres, imbibées de pus, très-fragiles. Aucun trajet ne permet d'arriver directement sur les régions profondes : une nouvelle incision, faite suivant la direction du grand sciatique, fait découvrir une sorte de caverne anfractueuse, traversée par le grand nerf sciatique et les vaisseaux fessiers, et dans laquelle on ne put retrouver les fibres musculaires du pyramidal. Le doigt pénètre difficilement par l'échancrure sciatique dans l'intérieur de la cavité pelvienne.

Les intestins et l'estomac sont sains. Foie, rate et reins un peu congestionnés.

Les fibres musculaires du cœur sont pâles, décolorées ; mais il n'existe aucune lésion des orifices.

Abcès métastatiques nombreux dans les deux poumons, qui sont très-congestionnés ; autour de plusieurs abcès, zone hépatisée.

Aucune adhérence avec la plèvre ; pas d'épanchement dans sa cavité.

Pas de pus dans le péritoine. Quelques fausses membranes dans le cul-de-sac recto-utérin : adhérences de l'ovaire et de la trompe gauche avec les parties voisines.

La vessie, le rectum ne présentent rien à noter.

Les vaisseaux hémorrhoïdaux ont leur volume normal, le muscle releveur n'est pas altéré.

L'utérus est bien rétracté ; pas de pus le long de ses vaisseaux.

Les deux ovaires, un peu variqueux, contiennent chacun un abcès ressemblant de tous points aux abcès métastatiques.

La paroi latérale gauche du vagin est profondément modifiée ; indurée, noirâtre, comme morcelée ; elle n'offre aucune solution de continuité, mais elle contribue à former la paroi antérieure d'un vaste foyer purulent, qu'il me reste à décrire.

Nous avons vu qu'il se continuait par l'échancrure sciatique avec le foyer fessier. Les limites dans le bassin sont, en avant, la base du ligament large gauche et le vagin ; en dehors, l'obturateur interne à peine altéré ; en dedans, le rectum resté sain ; en arrière, le muscle pyramidal et le sacrum. Les fibres les plus internes du muscle psoas forment la limite supérieure.

La région, ainsi limitée, est traversée par l'hypogastrique et ses divisions, par les veines correspondantes et par les branches du plexus sacré, origines du nerf sciatique. Après avoir épongé avec soin ce pus qui avait comme disséqué ces vaisseaux et ces nerfs, on peut reconnaître que certaines divisions ou subdivisions de la veine hypogastrique étaient complètement oblitérées : telles que la fessière, une des sacrées latérales et la veine qui sort par le trou nourricier principal de l'os iliaque et se jette, comme on le sait, dans l'iléo-lombaire. Quelques artérioles correspondantes étaient également oblitérées. Les vaisseaux de l'utérus et du vagin nous ont paru sains.

Le muscle pyramidal est transformé en une masse, ici d'apparence lardacée, là grisâtre ou lardacée et tombant en détritus. Sous ce muscle, le périoste, décollé, laisse apercevoir le bout gauche du sacrum, noirâtre et donnant un son sec sous le scalpel. Le périoste, qui recouvre le bord de l'échancrure sciatique, est également décollé, et l'os iliaque est, lui aussi, en ce point nécrosé. Si l'on vient à scier ces os, on voit sortir des aréoles profondes agrandies, un suc couleur lie de vin, et l'on remarque que les lamelles osseuses superficielles étaient sur le point de tomber.

On pensa tout d'abord que l'articulation sacro-iliaque n'était pas intacte ; elle est, en effet, un peu relâchée par suite de l'altération des ligaments sacro-sciatiques ; mais le cartilage et le ligament inter-articulaire ont conservé leur aspect et leur résistance.

Obs. IV (recueillie dans le service de M. Siredey,
par M. Fioupe, interne.)

Phlegmon du ligament large droit et de la fosse iliaque interne droite, consécutif à un premier accouchement. — Début des accidents le lendemain des couches. — Suppuration. — Ouverture spontanée dans la vessie six mois après.

B... (Athalie-Victoire), âgée de 36 ans, couturière, est entrée le 10 juin 1874 à l'hôpital Lariboisière, salle Sainte-Geneviève, n° 12, dans le service de M. Siredey.

Cette femme, d'un tempérament lymphatique, d'une constitution délicate ; a toujours joui cependant d'une bonne santé. Fièvre typhoïde à l'âge de 6 ans ; réglée à 14 ans et demi pour la première fois ; menstruation régulière tous les mois ; écoulement de sang peu abondant pendant huit jours, sans coliques. Pas ou très-peu de pertes blanches dans l'intervalle des règles.

Il y a cinq mois et demi, accouchement pour la première fois d'un enfant à terme, à l'hôpital des cliniques, où elle était entrée un mois avant, pendant lequel elle aurait été touchée un assez grand nombre de fois. Le travail a duré environ huit heures ; présentation du sommet ; délivrance régulière. La grossesse avait été bonne ; dans les trois derniers mois, seulement, la malade avait dû subir pas mal de privations.

Dès le lendemain de l'accouchement, elle ressentit, dans le ventre, du côté droit, des douleurs assez vives, continues, limitées à cette région et non accompagnées de nausées ni de vomissements ; pas de frisson initial.

Frictions avec l'onguent napolitain belladoné sur le ventre. Cataplasmes laudanisés.

Les jours suivants, les douleurs dans la fosse iliaque droite s'amendent beaucoup, et la malade peut quitter l'hôpital des cliniques le seizième jour après ses couches. Nous devons ajouter que trois jours après l'accouchement, elle fut atteinte d'une incontinence d'urine qui ne devait cesser qu'un mois après son retour chez elle.

A sa sortie de l'hôpital, malgré la persistance de ces douleurs sourdes et la difficulté de la marche, accompagnée d'une légère claudication, elle put vaquer aux soins de son ménage et continuer à allaiter son enfant qui succombe un mois après.

Cet état dura jusqu'au commencement d'avril, époque à laquelle la malade s'aperçut d'une tumeur dans la partie droite inférieure du ventre. Elle se décida alors à aller consulter un médecin qui l'a soignée jusqu'à ces derniers temps.

Le traitement a consisté en cautérisation sur le col de l'utérus. Toniques ; bains.

Aujourd'hui, voyant que son état, loin de s'améliorer, ne fait que s'aggraver ; elle a demandé à entrer à l'hôpital.

État actuel. — Décubitus dorsal, cuisse droite légèrement fléchie sur le bassin ; pli de l'aine droite remonté ; au-dessous de lui, on sent quelques ganglions engorgés. Toute la base du membre inférieur droit présente un œdème tellement marqué, que M. Siredey se demande si le pus n'a pas fusé par la gaîne du psoas. Cependant il est impossible avec une main appliquée sur la tumeur abdominale transmettre la plus légère fluctuation à l'autre main appliquée au-dessous du pli de l'aine.

Les douleurs spontanées sont peu vives, continuelles, non lancinantes. Elles ont pour siége la fosse iliaque droite, immédiatement au-dessus du ligament de Fallope. La marche, au dire de la malade, les exaspère beaucoup ; la claudication persiste.

Examen du ventre par le palper abdominal. — Saillie très-apparente du côté droit de l'hypogastre. Les parois abdominales sont partout souples, dépressibles, excepté dans la fosse iliaque droite. Cette région est occupée par une tumeur considérable, uniforme, sans inégalités, dure à une légère pression ; mais en déprimant davantage on a la sensation d'une sorte d'élasticité, de fluctuation profonde. *En haut*, la tumeur remonte jusqu'à une ligne transversale, tirée à un travers de doigt au-dessous du niveau de l'ombilic ; *en bas*, elle descend jusqu'au ligament de Fallope, derrière lequel elle s'enfonce en s'accolant étroitement à la branche droite du pubis; *en dehors*, elle se perd profondément dans la direction de l'épine iliaque antérieure et supérieure ; *en dedans*, elle dépasse la ligne blanche de deux travers de doigt.

A la percussion : Matité absolue dans les 2/3 inférieurs, légère sonorité vers le 1/3 supérieur.

Examen par le toucher vaginal. — Pas de chaleur anormale du vagin ; col effacé, non reformé, dirigé à gauche; cul-de-sac antérieur gauche et postérieur, libres et souples ; le cul-de-sac droit est beaucoup moins profond que les autres, refoulé en bas par la tumeur qui se moule sur lui. Celle-ci donne une sensation d'empâtement œdémateux, se continuant sans aucun sillon de séparation avec le bord gauche du col. La paroi vaginale antérieure est refoulée par la tumeur qui présente en ce point une véritable fluctuation.

Si l'on combine le palper abdominal avec le toucher vaginal, le doigt, placé sur la tumeur qui fait saillie dans le cul-de-sac droit, communique des mouvements de transmission à la tumeur abdominale. En outre, il permet de reconnaître que l'utérus, situé derrière la symphise pubienne, a perdu ses mouvements de latéralité, tout en conservant ceux en avant et en arrière.

Décoloration générale des téguments, facies très-pâle, d'un blanc mat ; symptômes d'anémie; souffle continu avec redoublement dans les vaisseaux du cou ; peu d'appétit ; bonnes digestions ; constipation ; miction fréquente et légèrement douloureuse.

D'après tous ces symptômes, M. Siredey diagnostique : Phlegmon suppuré du ligament large droit, qui est étendu à la fosse iliaque du même côté.

Cataplasmes laudanisés; bains tous les deux jours ; repos au lit absolu.

20 juin. Depuis l'entrée de la malade jusqu'à ce jour, son état n'a pas notablement changé ; cependant les douleurs sont devenues lancinantes, la cuisse s'est fléchie de plus en plus sur le bassin ; pas de frisson ; un peu de fièvre tous les soirs. M. Siredey hésite sur la question de savoir s'il faut oui ou non intervenir, en un mot, s'il n'est pas indiqué d'ouvrir la tumeur par le vagin où elle fait une saillie très-notable. Il se décide à attendre encore quelques jours.

Le 21. La malade se plaint d'éprouver de vives douleurs à la fin de la miction ; les urines ne présentent rien de particulier ; pas de selles depuis deux jours.

Lavement émollient ; bains ; cataplasmes laudanisés.

Le 22. On nous montre à la visite du matin deux crachoirs environ d'une urine mêlée à une assez grande quantité de pus. La malade avait éprouvé, dès la veille, des élancements très-douloureux dans le bas-ventre.

Le côté droit de l'hypogastre est beaucoup moins bombé, le ventre est plus souple, la matité moins étendue.

Par le toucher vaginal, on sent que la tumeur du cul-de-sac latéral droit fait beaucoup moins de saillie; le col, long d'environ 5 millimètres, tend à se reformer.

Poudre de fer et de rhubarbe; vin de quinquina.

Le 23. Trois crachoirs d'urine contenant beaucoup de pus.

Le 26. L'urine est toujours mêlée à un peu de pus, les ganglions inguinaux restent engorgés; cependant le pli de l'aine paraît descendre. Au toucher, M. Siredey trouve le col toujours dirigé à gauche, un peu plus allongé; il existe un léger sillon entre la tumeur et le bord droit du col.

Le 29. L'œdème que nous avions constaté au niveau de la base du membre droit, n'existe presque plus; la cuisse est beaucoup moins fléchie sur le bassin; la fosse iliaque droite, bien plus souple, est plus dépressible; pas de fièvre, bon appétit.

Traitement ut suprà.

7 juillet. Toujours un peu de pus dans les urines; la malade commence à se lever. Claudication légère; quelques tiraillements dans l'aine droite dont les ganglions sont encore engorgés. Au toucher, le col s'allonge de plus en plus; la résistance dans le cul-de-sac latéral droit est beaucoup moins prononcée.

Le 24. Aujourd'hui la malade va très-bien; toujours un peu de pus dans les urines néanmoins; plus de claudication; le cul-de-sac latéral droit un peu moins profond que celui du côté opposé. La tumeur a beaucoup diminué de volume.

DIAGNOSTIC.

Le diagnostic des abcès de la fosse iliaque ne présente de difficultés qu'au début de l'affection; mais il devient très-facile dès que le pus s'est réuni en foyer et que l'on peut sentir la fluctuation.

On ne les confondra pas avec la péritonite, qui possède un ordre de symptômes bien déterminé. Ainsi, dans cette dernière, on remarquera un frisson plus ou moins violent au début, ce qui est rare dans le phlegmon; de plus, la malade éprouvera des nausées, des vomissements, des hoquets, une fièvre intense, en un mot tout le cortége effrayant de cette affection.

Pourra-t-on être induit en erreur par des tumeurs stercorales? Non, si l'on réfléchit que ces tumeurs se présentent sous l'aspect de masses volumineuses, inégales à leur surface, peu ou point douloureuses à la pression; de plus, elles se déplacent facilement et diminuent ou disparaissent après l'administration d'un purgatif.

Quel est le diagnostic à établir entre le phlegmon des ligaments larges et celui des fosses iliaques? Lorsque la tumeur des ligaments larges est dans l'excavation, elle est profonde et dirigée transversalement. Plus tard, quand la paroi de l'abdomen est envahie, on constate une induration superficielle immédiatement au-dessus de l'arcade fémorale, et si la suppuration s'établit et se fait jour vers la peau, ce sera généralement dans la zone qui surmonte le ligament de Fallope. Par le toucher vaginal, on sent une plaque indurée qui double le cul de-sac latéral.

Le phlegmon des fosses iliaques, au contraire, offre une tumeur située en avant du psoas et donne la sensation d'un empâtement profond. L'induration se prolonge parfois au-dessous de l'arcade crurale dans le triangle de Scarpa. Si le phlegmon suppure et s'ouvre, ce sera dans le voisinage de l'épine iliaque antérieure, et, par conséquent, sur un plan plus latéral et plus élevé. En outre, c'est seulement dans ce dernier que l'on trouve des phénomènes du côté du membre inférieur.

Examinons enfin comment on peut diagnostiquer un

phlegmon sous-aponévrotique d'avec un phlegmon sous-péritonéal. Dans le premier, les phénomènes que l'on observe sont : des douleurs plus violentes à cause de l'étranglement, la rétraction du membre inférieur, la douleur plus marquée dans les reins que dans la fosse iliaque, une corde dure sur le trajet du psoas, l'œdème de la jambe, et quelquefois le prolongement inférieur de la tumeur sous l'arcade crurale.

Dans le phlegmon sous-péritonéal, au contraire, la douleur siégera dans la fosse iliaque même, on observera bien des fourmillements et de l'engourdissement du membre inférieur, mais pas d'œdème, pas de rétraction, pas de tumeur sous l'arcade crurale.

PRONOSTIC.

Les tumeurs phlegmoneuses des fosses iliaques (suites de couches) sont très-graves, et bien plus dangereuses que celles qui surviennent en dehors de la puerpéralité. Cela se comprend facilement, parce qu'elles se terminent presque toujours par la suppuration, et que l'état puerpéral est par lui-même une circonstance aggravante.

Il faut toujours se tenir sur la réserve sitôt que la suppuration est établie ; en effet, le liquide peut se faire jour dans le péritoine et déterminer une péritonite mortelle.

Les abcès qui s'ouvrent par le gros intestin, sont ceux qui guérissent le plus vite : vers le neuvième jour, le pus cesse de couler. Ceux qui ont réclamé l'emploi d'instruments tranchants mettent bien plus longtemps à se vider ; ils ont une moyenne de trente jours, mais peuvent se prolonger deux et trois mois. Dans ce cas, il faut craindre les dangers de l'épuisement et de la fièvre hectique. Malgré cela, ils sont moins graves que ceux qui s'ouvrent dans le gros intestin, et qui cependant mettent très-peu de temps à guérir.

Cela tient à ce que, dans le premier cas, le foyer tend à se circonscrire sur un petit espace, pendant que l'incision donne une issue large et facile aux matières purulentes, tandis que, dans le second, l'ouverture de communication avec l'intestin est petite et l'écoulement se fait lentement. Le pus fuse alors dans le tissu cellulaire très-lâche où il est placé, et finit par faire des décollements qui peuvent devenir considérables.

ANATOMIE PATHOLOGIQUE.

Nous avons mis à cette place le chapitre concernant l'anatomie pathologique, parce que, dans la description des symptômes, de la marche et des terminaisons de cette maladie, nous avons traité la plus grande partie de la question. En effet, nous avons étudié les différentes routes que suivait le pus, et la manière dont il communiquait avec les différents organes; nous avons vu comment se faisaient les perforations intestinales et quelle était leur forme; enfin, nous avons examiné la nature du pus lui-même. Il ne nous reste plus qu'à étudier : le foyer de l'abcès et les altérations des muscles, des nerfs et des vaisseaux.

Le foyer de l'abcès est grand en général; le péritoine qui l'entoure a une couleur noirâtre, résultant de l'imbibition de la matière purulente. Ce foyer commence plus ou moins près de l'arcade crurale et peut remonter jusqu'au rein ou au niveau des fausses côtes; ses parois sont noirâtres et irrégulières, tomenteuses; on y constate une pseudo-membrane muqueuse. Si l'abcès est sous-péritonéal, les muscles psoas, iliaque et carré des lombes sont exempts d'altérations. Si, au contraire, l'abcès est sous-aponévrotique, ces muscles sont plus ou moins altérés; ils présentent des fibres noirâtres, ramollies, disséquées par le pus. Le muscle iliaque surtout est atteint dans sa partie moyenne et supérieure. Quelquefois on trouve des vestiges du fascia iliaca, avec des adhérences au péritoine et présentant des trous.

Les nerfs qui traversent le foyer sont, ou bien exempts d'altérations, ou bien d'un blanc mat, ramollis et friables. Les vaisseaux iliaques sont comme disséqués, mais non altérés en général.

TRAITEMENT.

Au début de la maladie, nous croyons qu'il faut employer un traitement antiphlogistique; 20 à 30 sangsues sur la fosse iliaque et des cataplasmes émollients joints à un purgatif salin nous semblent indiqués, pour rendre la suppuration moins abondante et abréger la durée totale de la maladie, car nous ne devons pas espérer la résolution, terminaison fort rare, ainsi que nous l'avons dit. Si toutefois la femme avait perdu beaucoup de sang pendant son accouchement, si elle était très-faible, il faudrait être plus modéré à l'égard des sangsues, et appliquer des vésicatoires volants.

Si, malgré ces moyens, la suppuration s'établit, ce qui arrive dans la majeure partie des cas, que faut-il faire? Dance (Dictionnaire en 30 volumes, tome Ier, page 222) prétendait qu'il fallait attendre que l'évacuation de la matière purulente eut lieu par l'intestin;

il croyait que l'ouverture dans le gros intestin était une terminaison favorable. Nous avons indiqué plus haut les accidents qui pouvaient survenir à la suite de cette terminaison. Les chirurgiens du dernier siècle, au contraire, préoccupés des dangers auxquels étaient exposés les malades, par suite de l'accumulation plus ou moins considérable du pus au milieu du tissu cellulaire lâche de l'abdomen, incisaient dès qu'ils soupçonnaient la présence de ce produit morbide, avant qu'ils fussent bien certains du siége et de la profondeur de la collection purulente.

Pour nous, deux indications se présentent : ou bien ne rien faire et se borner au traitement antiphlogistique et tonique, ou bien ouvrir l'abcès, et ouvrir largement. Si l'état de la malade est satisfaisant; si elle mange bien, conserve son appétit et n'a pas de fièvre; si l'abcès est profond, si enfin on ne peut savoir au juste l'endroit où il faut pratiquer l'incision; dans ce cas il vaut mieux ne rien faire. Quand, au contraire, la femme dépérit, a de la fièvre et des sueurs profuses; quand son appétit est diminué ou supprimé; quand ses jambes présentent de l'œdème et que l'on sent une tumeur fluctuante et adhérente aux parois de l'abdomen, alors il ne faut plus hésiter, il faut ouvrir.

Les abcès sous-aponévrotiques seront ouverts avec le bistouri, et l'incision sera faite au-dessus du ligament de Fallope, en incisant couche par couche, comme pour lier l'artère iliaque externe.

Les abcès sous-péritonéaux, adhérents à la paroi abdominale, seront aussi incisés avec le bistouri.

Quant aux abcès sous-péritonéaux, non adhérents à la paroi, ce dont il est facile de s'assurer en faisant glisser cette paroi sur la tumeur profonde, on conseille de recourir à l'ouverture par les caustiques. C'est un procédé long, qui ne donne guère de bons résultats, et, dans des cas semblables, il vaut mieux s'en tenir à l'expectation.

Lorsqu'on a ouvert l'abcès, il faut veiller à ce que le pus trouve un écoulement facile. C'est dans ce but que l'on pourra introduire dans la plaie un drain en caoutchouc et faire des injections, d'abord émollientes, puis détersives, chlorurées, iodées, etc. On appliquera des cataplasmes sur la tumeur, et l'abcès se cicatrisera.

Enfin, il ne faut pas oublier le traitement général, qui consiste à entretenir la liberté du ventre par des lavements et à soutenir les forces des malades par les préparations de fer et de quinquina et la nourriture fortifiante.

Paris. A. Parent, imprimeur de la Faculté de Médecine, rue Mr-le-Prince, 31.

www.ingramcontent.com/pod-product-compliance
Ingram Content Group UK Ltd.
Pitfield, Milton Keynes, MK11 3LW, UK
UKHW022147170726
13837UKWH00004B/1834

9 782329 159683